AF468362

DE

L'ARTHRITISME

ET

DE SES MANIFESTATIONS

SUR

LES ORGANES DE LA RESPIRATION

TRAITEMENT

PAR

Le Dr JOAL

Médecin consultant au Mont-Dore

PARIS

ASSELIN ET Cie, LIBRAIRES DE LA FACULTÉ DE MÉDECINE

Place de l'École-de-Médecine

1882

DE

L'ARTHRITISME

ET

DE SES MANIFESTATIONS SUR LES ORGANES DE LA RESPIRATION

TRAITEMENT

I

Depuis sept années que nous pratiquons la médecine au Mont-Dore, nous avons pu observer un grand nombre de sujets soumis à l'influence de la diathèse arthritique, et atteints en même temps d'affections diverses des voies respiratoires. Les heureux effets thérapeutiques que ces malades ont retirés de l'emploi des eaux, nous permettent de témoigner, à notre tour, en faveur de l'efficacité de la médication thermale dans le traitement de ces affections.

Nous aurons atteint le but que nous nous proposons, si nous parvenons à faire partager par le monde médical notre profonde conviction :

Que *les eaux du Mont-Dore sont souveraines pour combattre les différentes manifestations de l'arthritisme sur les organes de la respiration.*

Sans entrer ici dans de longues considérations au sujet de l'arthritisme, sans nous engager dans une discussion tant de fois soulevée et toujours ouverte, nous devons dire que nous employons ce mot pour désigner à la fois le rhumatisme et la goutte, affections que l'on ne peut ni séparer radicalement, ni confondre entièrement. Ces deux maladies sont distinctes à certains égards, mais elles se touchent aussi par bien des côtés ; elles présentent des ressemblances bien frappantes, surtout dans leurs formes chroniques; elles ont bien des points communs, soit qu'on les considère à l'origine, dans le cours ou à la fin de leur évolution. Nous croyons donc devoir nous rallier à la doctrine qui a été soutenue avec tant d'autorité et de talent par MM. Pidoux, Bazin, Besnier : nous considérons le rhumatisme et la goutte comme deux branches émanées d'un même tronc, mais conservant chacune leur individualité propre. Nous regardons donc comme arthritique tout individu en puissance de la diathèse rhumatismale ou goutteuse.

Ce sont des personnes appartenant à cette grande classe nosologique qui forment la forte majorité des malades fréquentant la vieille station du Mont-Dore, dont les sources ont été, de temps immémorial, employées dans le traitement du rhumatisme articulaire ou musculaire à forme chronique.

Les anciens auteurs qui se sont occupés de ces eaux, Duclos (1675), Chomel (1735), Brieude (1788), s'accordent en effet à vanter les vertus curatives de ces bains et à signaler leurs propriétés anti-rhumatismales.

Michel Bertrand, le véritable fondateur de la station, le grand médecin dont le nom est inséparable de celui du Mont-Dore, écrit aussi, dans ses *Recherches* de 1823 :

« Ces eaux guérissent-elles le rhumatisme? Je le crois, et pourtant je serais fort embarrassé d'en administrer des preuves positives... Il en est du rhumatisme comme de bien d'autres maladies : pour en être guéri, on n'est pas à l'abri de les contracter de nouveau. Quoi qu'il en soit, et c'est ici le point important, toujours est-il que la très-grande partie des personnes qui ont des rhumatismes passent ordinairement, après les bains du Mont-Dore, plusieurs années sans en éprouver de nouvelles attaques. »

Les successeurs de Bertrand, notre regretté et vénéré maître le docteur Boudant, nos excellents confrères MM. Chabory, Mascarel, Richelot, sont unanimes à déclarer que la médication montdorienne est toute-puissante contre le rhumatisme chronique, et, à l'appui de leur opinion, ils citent des faits aussi nombreux que concluants.

MM. Durand-Fardel et Le Brest écrivent aussi, dans le *Dictionnaire général des eaux minérales :*

« La spécialisation véritable et primitive des eaux du Mont-Dore est le traitement du rhumatisme; la méthode employée dans cette station offre une valeur considérable, non-seulement contre le rhumatisme en puissance et ses manifestations régulières, ce que ces eaux auraient de commun avec un grand nombre d'autres, mais contre le rhumatisme larvé, déplacé, en un mot, contre toutes les manifestations irrégulières du rhumatisme. »

Et, en dehors du monde médical s'occupant plus spécialement des questions hydrologiques, nous voyons nos auteurs classiques, Grisolle, Jaccoud, dans leurs *Traités de pathologie interne*, MM. Besnier, Homolle, dans leurs articles *Rhumatisme*, des Dictionnaires de Dechambre et de Jaccoud, recommander aussi l'usage des eaux du Mont-Dore dans les formes chroniques de l'affection.

Voilà, croyons-nous, des témoignages assez importants, en qualité et en quantité, pour établir la valeur réelle de la médication que nous étudions. L'action thérapeutique des eaux est, en outre, démontrée par la grande affluence de malades qui se rendent, chaque année, auprès de ces sources pour se débarrasser d'anciennes et persistantes douleurs. Ces malades, pour la plupart, habitent les régions voisines du Mont-Dore, où le rhumatisme est si commun. Ce sont des laboureurs, des gens de la montagne qui viennent demander aux eaux la santé et les forces nécessaires pour mener leur vie si laborieuse. Ils suivent, en cela, une tradition qui se transmet de père en fils. Ils n'ont pas besoin du conseil d'un médecin pour se rendre au Mont-Dore, ils savent où trouver le remède à leurs maux ! Ce ne sont pas eux qui se laisseront entraîner vers ces jeunes stations qui naissent chaque jour ! A eux il leur faut des eaux qui ont fait leurs preuves ! Ils ont reçu de leurs ancêtres une foi solide et inébranlable en ces antiques sources du Mont-Dore, dont ils ont entendu tant de fois raconter les effets merveilleux, et c'est pleins d'espoir et de confiance qu'ils accourent, chaque été, dans ce petit village où se sont opérées les cures les plus nombreuses et les plus éclatantes.

Nous attachons, pour notre part, le plus grand prix à cette vieille coutume qu'ont les laboureurs de se rendre au Mont-Dore; nous pensons même que c'est là une des meilleures preuves que l'on puisse donner de la valeur thérapeutique de ces eaux ; car nous croyons, avec Bordeu, *que l'on n'a pas longtemps recours à un remède qui ne guérit pas.*

Toutes les formes du rhumatisme susceptibles d'être modifiées par l'emploi des eaux minérales en bains, en douches, sont traitées avantageusement au Mont-Dore ; si le mal porte principalement sur le système musculaire, la guérison est presque assurée ; que l'affection occupe les muscles des membres supérieurs ou inférieurs du cou, du tronc ; qu'on ait affaire à un torticolis, à une pleurodynie, à un lumbago persistants, le traitement sera, le plus souvent, couronné de succès ; sous l'influence des bains hyperthermaux ou tempérés, des douches liquides, des bains de vapeur, l'élément douleur, après une recrudescence de quelques jours, ne tarde pas à disparaître ; puis réapparition de certains mouvements qu'il n'était plus possible d'exécuter ; certains muscles atrophiés reprennent leur développement, leur force, leur contractilité.

Lorsque le principe rhumatismal aura surtout jeté des troubles sur les fonctions de quelque branche nerveuse, en produisant soit une *paralysie*, soit une *névralgie*, le traitement montdorien donnera encore des résultats excellents ; nous avons plusieurs observations démontrant le fait : l'une des plus concluantes est relative à notre bon ami le docteur D., qui occupe une des plus grandes situations médicales du centre de la France. Cet excellent confrère souffrait beaucoup d'une névralgie du plexus brachial, contre laquelle il avait essayé toute espèce de médication ; une cure faite au Mont-Dore, il y a quatre ans, l'a débarrassé des violentes douleurs qu'il endurait depuis plusieurs années.

L'action des eaux, dans le traitement du *rhumatisme articulaire chronique*, sera d'autant plus marquée que les lésions des parties malades seront moins avancées. Si l'affection ne consiste qu'en des douleurs fugaces, revenant tantôt sur une jointure, tantôt sur une autre, avec une fréquence plus ou moins grande ; s'il n'y a aucune modification anatomique des tissus, il y aura bien des chances pour que la guérison soit complète ; le succès est probable si la synoviale et les ligaments ne sont qu'épaissis ; il devient, au contraire, douteux lorsque les cartilages sont usés, érodés, lorsqu'une ostéite épiphysaire est survenue.

Les eaux du Mont-Dore sont formellement indiquées dans la forme articulaire chronique, décrite par les auteurs sous le nom de *rhumatisme noueux* ou de *rhumatisme goutteux*, et qui est caractérisée par le siége des accidents dans les jointures des doigts, et par des lésions ostéo-articulaires très-profondes qui occasionnent des déformations, des attitudes vicieuses. Voici ce que dit Bertrand à ce sujet :

« Peu de malades trouvent, au Mont-Dore, un soulagement plus rapide que ceux qui sont atteints de rhumatisme goutteux. Si l'affection est sans complication, si elle n'est point symptomatique de quelque maladie chronique, et qu'elle ne soit pas trop ancienne, les bains et les douches restituent, avec une promptitude merveilleuse, le mouvement des membres, suspendu par les gonflements goutteux. Les béquilles déposées au Mont-Dore, à la suite de pareilles guérisons, seraient nombreuses s'il y avait un local où elles pussent être suspendues. »

L'illustre inspecteur rapporte en même temps plusieurs observations, parmi lesquelles celle de son père, qui, en 1809, à l'âge de 59 ans, eut une attaque de rhumatisme goutteux, dont la durée fut de 60 jours. Il était perclus de tous ses membres, privé de sommeil, réduit à une maigreur excessive, avait des douleurs très-vives et un mouvement fébrile le soir. Au 75e jour de la maladie, il fut transporté au Mont-Dore et y fit une cure de 18 jours qui le rendit à la santé. En 1810 et 1811, nouvelles saisons thermales. « Depuis cette époque, aucune autre attaque de cette maladie ne s'est manifestée, et celui qui fait le sujet de cette observation jouit encore aujourd'hui (1823) d'une excellente santé. »

Nous avons dirigé le traitement thermal de quelques personnes atteintes de rhumatisme noueux, et l'amélioration produite par les eaux a été assez notable pour que nous puissions, sur ce point, adopter entièrement les idées de Bertrand. Nous avons, en effet, constaté une atténuation des symptômes douloureux ; nous avons vu des déviations peu anciennes disparaître, des gonflements, des nodosités diminuer de volume ; enfin nous avons observé que, sous l'influence de la cure minérale, la marche progressive de cette grave maladie a pu parfois être enrayée.

En général, toutes les eaux minéralisées qui sont un peu chaudes, conviennent au traitement du rhumatisme musculaire ou articulaire à forme légère; mais, pour les lésions anciennes et avancées, il faut s'adresser à des sources qui aient une température élevée et dont l'action soit énergique. Sous ce rapport, le Mont-Dore ne laisse rien à désirer, et mérite d'être placé au premier rang des stations que doivent fréquenter les rhumatisants sérieusement affectés.

Nous ne connaissons pas de médication balnéaire plus puissante que celle qui est fournie par la source Saint-Jean; les effets physiologiques et thérapeutiques produits par les bains du Pavillon se montrent avec une intensité qui ne saurait être surpassée : l'on obtient là tous les phénomènes que l'on peut attendre de la médication thermale. C'est cette source Saint-Jean qui a fait la fortune et la renommée du Mont-Dore; c'est la plus précieuse de toutes les richesses minérales dont a été si largement dotée la station.

Elle a l'immense avantage de pouvoir être utilisée en bains au moment où elle jaillit du sol; grâce à une heureuse installation des baignoires sur le rocher, les malades peuvent se plonger dans la source même et mettre ainsi à profit toutes les propriétés que possède l'eau minérale à l'état naissant; la température élevée en est à un degré si convenable que l'eau est employée sans avoir subi le moindre refroidissement, la moindre altération, tout en fournissant la totalité des résultats produits par la méthode hyperthermale. Il y a, du reste, bien des années que Brieude a fait ressortir l'importance capitale qui s'attache à ces particularités, et c'est pour expliquer la supériorité des eaux du Mont-Dore sur leurs voisines de l'Auvergne et du Bourbonnais qu'il écrivait, en 1788 :

« La nature leur a donné un degré de chaleur si analogue au sang qu'on se baigne et qu'on reçoit la douche dans la source... Les eaux de Néris, des deux Bourbon et autres sont si chaudes qu'on est obligé de les traverser dans d'autres réservoirs et de les laisser refroidir quelque temps, pendant lequel intervalle elles perdent sans doute une partie de leur vertu, les atomes des sels et des soufres étant extrêmement volatiles. »

La source Saint-Jean est constituée par une multitude de filets d'eau qui se dégagent entre les angles de prismes trachitiques, et qui arrivent dans les baignoires, trouées dans le fond, avec d'innombrables bulles gazeuses. La température de l'eau varie entre 40 et 43°, suivant les cuves; celle qui porte le n° 3, c'est-à-dire celle qui est placée au milieu de la source, est la plus chaude, c'est là aussi que le gaz se dégage en plus grande abondance; c'est donc dans cette baignoire que les phénomènes physiologiques seront le plus marqués.

Lorsqu'on entre dans le bain Saint-Jean, l'on ressent une chaleur si ardente que l'on ne peut s'y plonger entièrement au premier abord. Ce n'est qu'après plusieurs essais, qu'après être entré et sorti plusieurs fois, que le malade peut supporter l'immersion complète. Il y a de l'anxiété, de la gêne respiratoire dans les premiers instants, la face est rouge et se couvre de sueurs ; le pouls, qui, au début, avait eu un mouvement de resserrement, devient ample et fréquent, la circulation générale voit accroître son activité, la chaleur animale augmente de près d'un degré en l'espace de quinze minutes. Ces phénomènes sont dus certainement en grande partie à la haute thermalité de l'eau ; mais nous pensons aussi que l'acide carbonique, dont les nombreuses bulles viennent éclater à la surface liquide, joue un rôle important dans leur production. Nous croyons que les bains du Pavillon acquièrent une force bien plus considérable par l'union des effets caloriques et des effets gazeux.

On connaît l'expérience des bains bouillonnants, faite par Piderit; Herpin de Metz, a aussi montré qu'après quelques minutes d'immersion dans un bain à 28°, on croit être plongé dans de l'eau à 34°, si du gaz carbonique est mélangé à l'eau. Le docteur Moussel a noté les mêmes faits à propos de l'eau vésuvienne. Rien donc d'étonnant à ce que l'on éprouve une aussi grande sensation de chaleur et une excitation générale aussi prononcée lorsque l'on se plonge dans la source Saint-Jean ; l'action du gaz carbonique s'ajoutant à celle de la thermalité, les effets produits par le Pavillon sont comparables à ceux que l'on obtiendrait avec un bain simple à 46°.

Il faut, de plus, compter avec la constitution chimique de l'eau qui contient en dissolution des substances salines, irritant la peau par contact direct, et concourant ainsi avec la chaleur et l'acide carbonique à déterminer l'excitation cutanée. Les partisans de la théorie arsenicale ne manquent pas, à cette occasion, de rappeler que M. Guéneau de Mussy a préconisé les bains arsenicaux dans le traitement du rhumatisme chronique. Nous ne savons si ce métalloïde, dissous dans l'eau, a une action propre et spéciale, ou bien s'il opère à la façon des substances irritantes et caustiques ; le point essentiel est, pour nous, que son application sur l'enveloppe cutanée soit suivie d'une excitation locale ; car nous pensons, avec Bertrand, que c'est surtout en activant l'énergie de la peau et en rétablissant ses fonctions excrétoires que les bains du Mont-Dore guérissent le rhumatisme.

Mais nous faisons un plus grand cas de l'influence de la chaleur dans le traitement du rhumatisme chronique et principalement de la forme noueuse, et nous sommes heureux de soutenir, à ce sujet, la doctrine qui a été développée avec tant d'autorité par notre cher et vénéré maître, le docteur Lasègue. L'on sait que l'éminent professeur traite le rhumatisme chronique par les bains simples à haute température. Le malade est plongé, pendant dix minutes, dans de l'eau qui est d'abord à 30° et qui peut atteindre 46 à 48°. Nous avons vu, à la Pitié, plusieurs sujets qui, grâce à cette médication, ont recouvré d'une façon complète l'usage de leurs membres ; nous nous rappelons, entre autres malades, une jeune femme, atteinte de douleurs articulaires multiples et de névralgie sciatique, qui fut guérie après quatre jours de bains. Notre excellent confrère, le docteur Bouthery, notre camarade d'études à la Pitié, a fait, sur cette question, un travail remarquable.

Disons aussi que les bains et douches d'acide carbonique ont été employés avec succès contre les affections rhumatismales, et que l'électricité a été également préconisée contre les maladies de même nature, par Remak, Erb, Niemeyer, Chéron ; or, si nous avons déjà signalé l'importance que nous attachons à la présence du gaz carbonique dans la source Saint-Jean, nous n'avons pas encore mentionné les phénomènes électriques observés au Pavillon.

C'est au Mont-Dore, dans le fameux Grand-Bain, que Scoutteten a fait, en 1865, ses expériences bien connues ; il a constaté que l'eau minérale, au moment où elle arrivait dans les cuves, était dans un état d'activité très-prononcée, qu'elle développait de l'électricité dynamique. Les électropodes d'un galvanomètre étant plongés dans une des cinq baignoires, on voyait l'aiguille de l'instrument subir un écart considérable ; les manifestations électriques étaient moins sensibles, si l'expérience était faite dans un bain préparé à une certaine distance de la source ; avec de l'eau commune, la déviation de l'aiguille du galvanomètre était nulle.

L'eau minérale à l'état naissant voit donc son activité ordinaire augmentée par une force nouvelle, l'électricité dynamique, dont il nous est impossible de définir le rôle d'une façon nette et précise. Mais, si nous ne pouvons pénétrer bien en avant dans le mode d'action de cet élément, nous pouvons penser que c'est en partie à son intervention qu'est due la puissance et l'énergie de l'eau employée au moment où elle sort de la terre ; nous estimons qu'au Pavillon, grâce à l'électricité, les effets excitants redoublent d'intensité ; les phénomènes d'irritation, de révulsion, de dérivation sur l'appareil cutané, se montrent plus rapidement et sont plus marqués. En un mot, c'est, selon nous, par la réunion de ces quatre facteurs, chaleur, gaz, électricité, minéralisation, que se produit, au Pavillon, l'action caractéristique sur la peau, qui aboutit à la guérison du rhumatisme.

Au Mont-Dore, l'on fait aussi un usage fréquent des douches liquides, soit en jet, soit en pluie, des bains et des douches de vapeur ; mais nous n'insisterons pas sur les effets de ces différentes pratiques thermales, ils sont à peu près identiques à ceux que l'on obtient dans les autres stations en se servant des mêmes procédés.

Les bains tempérés sont administrés sur une très-large échelle ; ils sont très-utiles et rendent d'éminents services, lorsque l'on a affaire à des personnes irritables, névropathiques, qui ne peuvent sans inconvénients prendre les bains excitants du Pavillon. La méthode tempérée donne lieu à des phénomènes généraux de sédation, tout en opérant sur le système cutané une irritation locale, une dérivation efficace ; son emploi doit être recommandé dans le rhumatisme nerveux.

Les eaux du Mont-Dore combattent donc avantageusement les manifestations articulaires ou musculaires de la diathèse rhumatismale, en produisant une action favorable sur la peau ; c'est au moyen des bains hyperthermaux et tempérés, des douches liquides, des bains et douches de vapeur que l'on arrive à réveiller les fonctions allanguies de l'appareil cutané ; les pratiques thermales ont pour but d'attirer le sang à la périphérie du corps, de développer le réseau capillaire de l'enveloppe externe, de favoriser la sécrétion sudorale ; les excellents effets obtenus dans le traitement des lésions articulaires d'origine goutteuse doivent être expliqués de la même façon ; les douleurs, les raideurs dans les jointures, les concrétions sont, en général, heureusement modifiées par l'usage des bains du Mont-Dore, soit chauds, soit tempérés, surtout lorsque les tissus fibreux et les cartilages ne sont pas altérés, lorsque les tophus ne sont ni trop volumineux, ni trop anciens, et nous sommes d'avis que ces résultats sont principalement attribuables à la médication balnéaire, tout en reconnaissant cependant que l'eau du Mont-Dore, prise à l'intérieur, a une action propre et spéciale qui s'adresse à la diathèse arthritique.

En effet, tandis que, d'une part, l'on cherche, au moyen de pratiques externes, comme nous venons de le voir, à augmenter l'excrétion cutanée, à favoriser la sécrétion sudorale, d'autre part, par l'usage de l'eau en boisson, l'on arrive à rendre plus forte la proportion des principes excrémentitiels contenus dans les urines. L'eau du Mont-Dore, ingérée dans l'estomac, absorbée et transportée dans le torrent de la circulation, a pour effet de débarrasser le sang de sa surcharge urique.

C'est du moins la conclusion que nous croyons pouvoir tirer d'un fait que l'on observe chez la plupart des arthritiques soumis à un traitement thermal; nous voulons parler de l'apparition de dépôts sédimenteux, de sables et de graviers dans les urines. Ce phénomène important a été signalé par la plupart des auteurs qui se sont occupés du Mont-Dore.

Brieude écrit : « Je puis certifier que les urines sont beaucoup plus abondantes et plus sédimenteuses pendant le temps qu'on prend les bains qu'après qu'on les a finis. »

Dans le remarquable ouvrage du docteur Boudant, nous trouvons : « Si la goutte domine avec urémie prononcée, les eaux, après quelques jours, alcalisent les urines, les malades rendent beaucoup de sables ou de graviers, d'acide urique et d'urates solubles. »

M. Mascarel donne le nom de *semaine des sables* à une période du traitement, et il ajoute même : « Huit fois sur dix il y a de la constipation, les fèces sont noircies, ce qui est dû à la présence du fer, et les urines deviennent rouges et très-chargées. »

Enfin, on lit, dans le troisième mémoire de M. Richelot : « Sous le rapport de la couleur et des sédiments, 35 fois sur 75 l'urine a été plus ou moins foncée, rouge, épaisse, chargée, formant un dépôt sablonneux. Un de nos confrères, dont je dirigeais le traitement, décrit la couleur de l'urine, sous l'influence du traitement thermal, comme se rapprochant de celle des urines rendues après l'usage des asperges, ou comme ressemblant à celle de l'eau dans laquelle on a fait bouillir des châtaignes. »

Ces différents auteurs se contentent d'indiquer ce phénomène critique de la cure normale ; ils ne cherchent à en tirer aucune déduction au point de vue de l'action des eaux et des conséquences thérapeutiques qui peuvent en découler ; de leurs études il ressort seulement ce fait : c'est que sous l'influence du traitement thermal, les urines de la plupart des malades deviennent chargées, sédimenteuses, ou contiennent des sables et des graviers.

Mais est-il une classe de sujets qui présente plus particulièrement au Mont-Dore ces modifications du liquide urinaire ? Assurément oui. Des recherches que nous avons faites depuis deux ans, relativement à cette question, il résulte que presque tous les malades qui ont accusé ce symptôme étaient des arthritiques ; ceux-ci, par rapport aux individus soumis à d'autres diathèses, se sont trouvés dans la proportion de 87 pour 100.

Un autre point sur lequel il était utile d'avoir des renseignements précis était le suivant : Toutes les personnes arthritiques qui suivent la médication montdorienne voient-elles augmenter la quantité des produits excrémentitiels éliminés par la voie rénale ? A cet effet, nous avons interrogé avec le plus grand soin tous les arthritiques placés sous notre direction dans ces deux dernières années : sur 216 malades, 167 nous ont répondu que les urines étaient devenues foncées, troubles ; que des dépôts restaient au fond du vase, ou bien qu'ils rendaient de la gravelle, ce qui fait une proportion de 77 environ pour 100.

On constate au Mont-Dore, chez le plus grand nombre des sujets à tempérament arthritique, des changements dans la coloration et la densité des urines. Est-ce le fait d'un accroissement réel des principes fixes, ou bien y a-t-il seulement diminution de la partie acqueuse ?

Nous rejetons absolument cette seconde manière de voir : nous ne pensons pas que les urates et autres sels se précipitent et forment des dépôts, parce qu'il y a moins de liquide pour les dissoudre.

Si, au premier abord, et par une simple conception de l'esprit, on admet, comme conséquence de l'abondance des sueurs, que les urines deviennent rares, une observation attentive ne tarde pas à démontrer qu'au Mont-Dore il n'existe pas de relations constantes entre l'augmentation de la sécrétion sudorale et la diminution de la sécrétion rénale. Chez nos arthritiques, il nous a été impossible d'arriver à une conclusion quelconque au sujet des quantités variables d'urine rendues dans les vingt-quatre heures ; tantôt la proportion a été exagérée, tantôt elle a été abaissée, tantôt elle est restée la même. Il n'est donc pas permis de soutenir que le traitement thermal a pour effet de rendre les urines moins abondantes ; dès lors on ne peut rattacher à la diminution de la portion aqueuse les dépôts et sédiments qui se forment.

Nous estimons que l'urine contient des matériaux solides en excès, que sous l'influence de la cure thermale une plus grande quantité d'éléments excrémentitiels passe à travers le filtre rénal. Et alors se posent deux questions à résoudre.

Par suite d'une alimentation trop riche en substances azotées, ou de dépenses organiques insuffisantes, se fait-il une production exagérée d'acide urique, d'urates, et y a-t-il accumulation de ces déchets de la nutrition dans le sang qui s'en débarrasse à son passage dans les reins ? Nous ne le pensons pas. Au Mont-Dore, le régime alimentaire est très-varié, la vie que mènent les malades est très-active.

Nous croyons plutôt que l'eau minérale agit à la façon de certains médicaments favorisant la sortie des composés uriques contenus dans le sang ; en un mot, si les personnes qui suivent le traitement thermal ont des urines chargées, sédimenteuses, ce n'est pas, selon nous, parce que les urates sont produits en plus grande abondance ; c'est parce que l'eau du Mont-Dore, prise en boisson et absorbée, a une action éliminatrice, dépurative, par laquelle les principes excrémentitiels sont entraînés avec plus de facilité dans les urines.

Il est probable que les partisans de la doctrine arsenicale n'hésiteront pas à mettre sur le compte du fameux métalloïde les propriétés physiologiques que nous venons d'étudier. Nous ne les imiterons pas. L'eau du Mont-Dore est pour nous une entité médicamenteuse, c'est un *tout* indivisible ; peu nous importe de savoir si cette eau produit des effets comparables à ceux de l'arsenic, du chlorure de sodium, du fer, des alcalins ; nous n'avons nulle préoccupation de connaître les substances qu'elle renferme pour en déduire ses indications thérapeutiques. Si nous avons recherché la présence de corps nouveaux dans l'eau du Mont-Dore, c'est à titre de curiosité scientifique ; nous n'avons jamais eu la pensée de la faire employer dans de nouvelles formes pathologiques, par suite de la découverte du brôme et du phosphore. Si nous avons fait ressortir ailleurs l'importance qui pouvait être attribuée à la forte proportion d'acide carbonique qui se dégageait de nos sources, c'est surtout en vue de détrôner l'arsenic et d'amoindrir sa domination omnipotente.

C'est encore dans cette intention que nous rattachons aujourd'hui les propriétés dépuratives du liquide minéral à la présence du silicate de soude dans les sources de la station.

Gigot-Suard a fait voir, par les expériences rapportées dans son *Traité de l'herpétisme*, que ce sel, administré à la dose de quelques centigrammes, modifiait les urines, les rendait chargées et sédimenteuses; cet auteur a montré que les éléments excrémentitiels étaient éliminés en plus grande partie par la voie rénale, que ce médicament pouvait être employé avec utilité dans le traitement de la diathèse arthritique, puisqu'il débarrassait le sang de sa surcharge urique.

L'action de l'eau du Mont-Dore se traduisant par des phénomènes analogues à ceux que produit le silicate de soude, ainsi que nous le révèle l'observation clinique, et les sources contenant de notables proportions de ce composé salin, il serait rationnel de soutenir que c'est à l'intervention du silicate de soude qu'est due la puissance anti-arthritique de l'eau minérale.

II

De l'étude qui vient d'être faite, il résulte que la médication montdorienne, grâce à la haute thermalité de ses sources, à l'énergie de ses moyens balnéaires, doit être recommandée dans les formes articulaire et musculaire du rhumatisme chronique, et dans certaines lésions des jointures d'origine goutteuse. Il ressort, en outre, que l'eau minérale s'adresse à la diathèse arthritique, en modifiant d'une façon particulière l'urination, en enlevant au sang l'acide urique et les urates qui s'y trouvent en excès.

Arrivons maintenant à la seconde partie de ce travail, qui a pour but d'établir que la véritable spécialisation du Mont-Dore est le traitement des manifestations de l'arthritisme sur les organes de la respiration. La grande majorité des malades qui se rendent, chaque année, dans la station sont des arthritiques atteints d'affections des voies aériennes; on ne voit, pendant la saison, autour des sources que des rhumatisants ou des goutteux venant y chercher la guérison d'un coryza, d'un asthme, d'une angine, d'une laryngite, d'un catarrhe bronchique, d'une pleurésie. La réputation du Mont-Dore, dans le traitement de ces différentes maladies, n'est plus à faire; les succès obtenus avec ces eaux ne se comptent plus. On peut lire, dans les *Recherches* de Bertrand, les magnifiques cures opérées par ces sources, et cependant, à cette époque, la station n'était pas dotée de spacieuses salles d'inhalation. Depuis que les malades peuvent respirer l'eau réduite en vapeurs ou en poussières, les résultats thérapeutiques sont plus éclatants; car, au moyen de l'atmiatrie montdorienne, on agit directement sur la muqueuse respiratoire, on produit des effets locaux sur les parties affectées, tandis qu'avec les bains et les douches on active les fonctions de la peau, on opère une dérivation sur l'enveloppe externe et on décongestionne les organes malades, pendant que l'eau en boisson imprime les plus heureuses modifications à l'économie.

Mais nous reviendrons sur le mode d'action du traitement, à propos de chacune des affections que nous allons maintenant étudier.

Coryza. — Les arthritiques sont particulièrement exposés aux mouvements fluxionnaires du côté de la muqueuse nasale; la plupart des auteurs s'entendent à reconnaître que les manifestations de la goutte et du rhumatisme sur la membrane pituitaire sont des plus fréquentes. D'abord, ce sont de simples congestions, caractérisées par de la gêne et de la pesanteur dans le nez, une sensation de chaleur, des éternuments répétés, l'écoulement de liquide muqueux; les phénomènes disparaissent après quelques heures de durée; plus tard, ce sont des accidents hypérémiques, de véritables rhinites se montrant d'une façon brusque et rapide, et accompagnées parfois de symptômes généraux, courbature, fièvre, et donnant lieu, dans certains cas, à des troubles nerveux. Lorsque les crises se répètent fréquemment, la muqueuse pituitaire s'hypertrophie, elle a un aspect grisâtre ou rouge violet; à sa surface on observe des croûtes épaisses et des ulcérations; la sécrétion nasale est épaissie et parfois fait complètement défaut. La rhinite est alors à l'état chronique, c'est le coryza sec.

Au Mont-Dore, les malades que nous voyons atteints de rhinite sont surtout des arthritiques qui présentent en même temps d'autres affections des voies aériennes, pharyngite, laryngite, bronchite, asthme. Il n'est pas très-commun que nous ayons à nous occuper uniquement chez une personne de lésions catarrhales de la membrane de Schneider ; cependant, nous nous sommes trouvé en présence de faits de ce genre. Que le coryza arthritique soit la seule manifestation de la diathèse, ou bien qu'il soit lié à une autre maladie des organes de la respiration, toujours l'irrigation nasale devra constituer la base du traitement thermal ; l'altération de la pituitaire devra être directement attaquée au moyen de la douche naso-pharyngienne de Weber, pendant que l'on cherchera à modifier l'état général du malade et à exciter les fonctions de la peau en prescrivant l'eau en boisson et les bains du Pavillon.

Depuis que notre excellent confrère, le docteur Alvin, a fait installer au Mont-Dore son ingénieux appareil, la douche de Weber a rendu des services incontestables ; toutefois, le procédé n'est pas exempt d'inconvénients : nous avons vu, à maintes reprises, l'irrigation nasale, faite avec un courant liquide trop fort ou mal dirigé, amener de violentes céphalalgies, occasionner de la rhinite aiguë avec accidents fébriles, déterminer des épistaxis. Aussi avons-nous l'habitude de prescrire aux malades quelques séances aux salles de pulvérisation avant de commencer l'emploi de la douche naso-pharyngienne. L'eau poudroyée produit aussi une action locale et directe sur la pituitaire, et prépare ainsi la muqueuse aux effets plus marqués de la douche nasale.

C'est surtout dans les cas de rhinite, accompagnée d'accès d'asthme, qu'il ne faut pas conseiller d'emblée l'irrigation nasale ; nous avons été plusieurs fois témoin de crises de suffocation consécutives à un usage intempestif de ce procédé ; sous l'influence de l'excitation violente ressentie par la muqueuse, trop vivement irritée, il se produit un reflexe d'origine nasale qui aboutit à la convulsion des muscles de la respiration.

En dehors de ces contre-indications, la douche de Weber, sagement employée, donnera de magnifiques résultats, et c'est surtout grâce à l'irrigation nasale que l'on peut dire que la guérison du coryza chez les arthritiques est la règle au Mont-Dore.

Le *catarrhe naso-pharyngien* est également modifié d'une façon heureuse dans la station, lorsqu'il a une origine arthritique. Les lésions, après avoir débuté par la partie antérieure des fosses nasales ou par la gorge, se propagent à la région pharyngienne et s'y localisent ; le traitement se compose donc des pratiques spécialement dirigées contre le coryza et la pharyngite, c'est-à-dire de l'irrigation nasale, de la douche pharyngée, de la pulvérisation. Après une cure sérieuse et prolongée, il survient en général un amendement notable des symptômes inflammatoires ; la sensation de gêne et d'embarras derrière le voile du palais disparaît, le nasonnement diminue, les malades ne sont plus obligés, le matin au réveil, de se livrer à cette espèce de raclement qui est si pénible. Au rhinoscope, les altérations de la muqueuse paraissent moins prononcées.

Si l'affection de la cavité naso-pharyngienne s'accompagne d'un catarrhe de la trompe d'Eustache, le traitement thermal produira la même amélioration du côté des organes de l'ouïe. C'est, du reste, le seul cas dans lequel la surdité peut être traitée au Mont-Dore.

L'*angine chronique* est une manifestation commune de l'arthritisme.

Morell-Mackenzie a vu, dans des accès de goutte, les symptômes articulaires, la douleur et la tuméfaction du gros orteil alterner avec des accidents pharyngés. Le docteur Lasègue a, de son côté, remarquablement décrit l'angine qui se montre chez les rhumatisants, avant ou après les crises. Le savant professeur de la Pitié pense en outre que, parmi les états constitutionnels qui se localisent à la gorge en y occasionnant une phlegmasie catarrhale chronique, l'arthritisme tient assurément la première place. C'est l'opinion soutenue par la plupart des médecins.

Nous ne pensons pas qu'il soit cependant possible d'affirmer, à l'aide de signes et de caractères précis, la nature arthritique d'une angine ; les symptômes peu accusés, se réduisant à des degrés variables de congestion, de rougeur, de tuméfaction, à des troubles de sécrétion indistincts, n'ont rien de pathognomonique ; nous nous refusons donc d'admettre le type que certains auteurs ont voulu créer : il n'y a pas d'angine arthritique proprement dite, il n'existe pas une espèce avec marche et symptomatologie particulière ; il n'est pas permis, si l'on ne connaît la constitution, l'état diathésique du malade, de dire, d'après l'ensemble des signes locaux, leur évolution, leur prédominance sur tel ou tel point, que l'angine chronique s'est développée sous l'influence de l'arthritisme.

Au Mont-Dore, nous observons toutes les formes d'angine qui affectent les rhumatisants et les goutteux : nous voyons l'amygdalite chronique, l'atonie ou relâchement du pharynx, avec œdème et allongement de la luette, la pharyngite catarrhale chronique simple, l'angine glanduleuse dans ses variétés hypertrophique et exsudative.

Quelle que soit l'espèce d'angine à laquelle on ait affaire, en outre du traitement révulsif largement employé, on devra avoir recours aux douches pharyngées, à gros jet dirigé sur le fond de la gorge, et à la pulvérisation faite avec le tamis de Sales-Girens ; la palette de Lambron ne convient pas lorsqu'on veut obtenir une action énergique et mécanique sur les parties affectées.

Si les malades peuvent supporter cette pratique, nous leur conseillons de recevoir sur le pharynx le mince filet d'eau qui sort de l'appareil pulvérisateur, sous une pression de trois ou quatre atmosphères, et qui a une très-grande force de projection ; ils s'administrent de la sorte une douche liquide d'une puissance énorme, qui opère un véritable massage sur les amygdales hypertrophiées, sur les granulations de l'arrière-gorge.

Il faudra cependant s'abstenir de tout moyen énergique chez certains malades qui présentent une véritable hypocondrie pharyngienne ; ils accusent tous les symptômes, toutes les souffrances de l'angine glanduleuse, et ont une gorge à peu près normale; il s'agit alors d'une véritable névrose, et la médication sédative devra faire place à la méthode hyperthermale et excitante ; les douches pharyngées seront interdites, les gargarismes, l'inhalation et la pulvérisation avec la palette de Lambron seront seuls conseillés.

La *laryngite chronique* s'observe assez souvent chez les sujets arthritiques ; elle est en général consécutive à des troubles hypérémiques du pharynx ; cependant l'inflammation peut se montrer primitivement dans le larynx et être limitée à cette seule partie de l'arbre respiratoire. La maladie est rarement chronique d'emblée ; ce n'est qu'après des atteintes aiguës, répétées et successives que le mal se fixe définitivement sur la muqueuse laryngée, qui est alors rouge et tuméfiée dans sa totalité ; les cordes vocales ont augmenté de volume, elles ont perdu

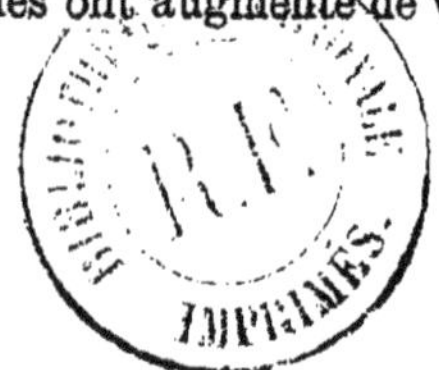

leur aspect nacré et brillant; elles sont arrondies, cylindriques, de coloration grisâtre; mais ces différentes altérations sont communes à toutes les laryngites chroniques; il n'est aucun caractère local qui puisse faire reconnaître que l'affection est due à l'arthritisme. A notre avis, on a exagéré l'importance séméiologique de l'état velvétique à petits grains, qui a été considéré comme un signe propre à la laryngite arthritique. Que notre excellent confrère, le docteur Cadier, si compétent cependant en pareille matière, nous permette de ne pas partager sur ce point l'opinion qu'il a émise dans son *Manuel de laryngologie.* Chez les rhumatisants ou goutteux qui ont une inflammation chronique du larynx, il arrive de constater, par l'examen au miroir, de petites saillies, des élevures peu volumineuses, semblables à celles de la pharyngite glanduleuse; mais le fait est loin d'être commun, la laryngite granuleuse est assez rare.

Le Mont-Dore est peut-être la station thermale qui reçoit le plus grand nombre de personnes souffrant de la maladie dont nous nous occupons. Chaque année, accourent auprès de ses fontaines les chanteurs, les avocats, les prédicateurs, qui viennent demander aux eaux de réparer leur organe affaibli; et l'on peut dire que l'atmiatrie montdorienne fait merveille dans le traitement de cette laryngite liée à l'arthritisme.

La pulvérisation est conseillée dans la grande majorité des cas. Les malades doivent faire de longues séances dans les salles où sont disposés les appareils destinés à poudroyer l'eau minérale. Le liquide réduit en poussière parvient dans le larynx sans avoir subi la moindre altération, ainsi qu'il résulte des analyses chimiques que nous avons faites. L'eau minérale, qui n'a pas changé de composition, arrive sur les parties malades avec toutes ses propriétés et dans toute son activité; sa puissance n'est pas affaiblie, comme le fait a lieu pour les eaux sulfureuses; la muqueuse laryngée est modifiée par cette action directe et locale; elle est excitée et irritée. Il se fait là un travail substitutif, à la suite duquel l'on constate une diminution des phénomènes hypérémiques.

Le traitement du Mont-Dore convient aussi parfaitement aux arthritiques prédisposés aux fluxions brusques et fréquentes de la muqueuse laryngée. On sait que certains de ces malades, ceux surtout qui font un usage immodéré de la parole, sont atteints, sous l'influence de la cause la plus légère, de congestions simples, qui ont une courte durée, mais qui se répètent assez souvent ; les symptômes sont fugaces et passagers ; néanmoins, pendant quelques heures, les individus ont de l'enrouement, de la toux et une sensation de chaleur au cou. Une cure au Mont-Dore suffira pour faire disparaître cette susceptibilité laryngée, les pratiques atmiatriques donneront du ton et de la force à l'organe de la voix.

Disons aussi que les eaux réussissent très-bien à faire cesser certaines paralysies des cordes vocales inférieures, dans la production desquelles le rhumatisme joue le plus grand rôle.

Le *catarrhe bronchique* est justiciable de la médication montdorienne dans toutes ses formes, mais principalement dans celles qui relèvent de l'arthritisme. Bertrand, dans ses *Recherches*, a longuement insisté sur ce point, et l'un des chapitres les plus intéressants de son ouvrage est consacré au « traitement des maladies chroniques de la poitrine, survenues après la cessation de douleurs goutteuses ou rhumatismales. » L'illustre inspecteur rapporte de nombreux faits dans lesquels les résultats obtenus ont été remarquables ; depuis, les autres médecins qui ont écrit sur le Mont-Dore ont publié une foule d'observations qui établissent l'efficacité incontestable de la médication. Qu'il s'agisse des suites d'une bronchite qui s'est développée dans le cours d'une attaque de rhumatisme ou de goutte ; que l'on ait affaire à un catarrhe chronique, sec ou humide, se rattachant à un état arthritique, il est rare qu'une saison thermale n'amène pas une guérison complète ou ne produise pas une amélioration notable.

L'eau du Mont-Dore a acquis une juste réputation comme anti-catarrhale, et grand nombre de praticiens l'emploient journellement, à domicile, loin des sources, pour combattre les accidents phlegmasiques des voies bronchiques, en dehors des périodes aiguës du catarrhe. Bue à la fontaine de la Madeleine, l'eau aura une activité bien plus grande ; à ses effets s'ajouteront ceux produits par l'emploi des bains et des douches ; la méthode hyperthermale devra être conseillée, à moins de contre-indication formelle ; car l'on devra chercher, suivant Bertrand, à exciter la peau, à réveiller ses fonctions allanguies ; enfin les malades seront envoyés aux salles d'inhalation pour respirer les vapeurs minérales.

Dans un autre travail, nous avons étudié la composition chimique de ces vapeurs, nous avons soutenu qu'elles étaient minéralisées, qu'elles contenaient les principes actifs que renferme l'eau des sources; nous avons combattu l'opinion de ceux qui prétendent que l'eau minérale volatilisée est privée des éléments qui donnent au liquide ses propriétés. Nous ne reviendrons pas sur ce sujet. Au Mont-Dore, les malades pratiquent la méthode inhalatoire dans toute sa pureté : les aspirations agissent par l'absorption des principes minéralisateurs de l'eau, par les effets directs et locaux de la muqueuse bronchique; l'activité thérapeutique du médicament, pris sous forme de vapeurs, vient se joindre à celle du liquide ingéré en boisson : une séance inhalatoire a pour effet d'augmenter la dose d'eau minérale qu'absorbe le malade. De plus, les vapeurs, en se répandant dans les ramifications bronchiques, ont une action immédiate et topique; le remède n'est pas administré par une voie détournée, l'on va droit au but, c'est le cataplasme que l'on applique sur le point enflammé; aussi, sous l'influence des propriétés émollientes et sédatives de ces vapeurs, l'irritabilité de la muqueuse diminue, l'état phlegmasique s'atténue, la toux cesse, l'expectoration devient plus rare, l'oppression disparaît; en même temps la membrane acquiert de la force, l'inhalation lui procure une nouvelle vitalité; la muqueuse offre plus de résistance aux impressions nocives, et les malades sont moins exposés à contracter d'autres bronchites pendant les hivers suivants.

Le catarrhe chronique est fréquemment accompagné d'emphysème pulmonaire. Le traitement thermal a-t-il quelque action sur cette dernière affection? Nous ne le pensons pas, bien que notre cher maître, le docteur Boudant, ait émis une opinion contraire. Nous ne croyons pas que les eaux, pas plus que tout autre médicament, soient susceptibles de modifier les lésions anatomiques de l'emphysème; la cure minérale reste sans effet sur la dilatation des vésicules, la raréfaction du tissu pulmonaire, l'oblitération des capillaires, la sclérose périphérique. Si les emphysémateux se trouvent bien d'une saison au Mont-Dore, c'est parce que le traitement agit sur l'élément catarrhal, auquel est due une partie des symptômes qu'ils accusent.

L'asthme ne paraît pas avoir de rapports bien déterminés avec la goutte et le rhumatisme, considérés dans leurs crises aiguës et articulaires, et cependant la plupart des auteurs admettent aujourd'hui que cette affection est ordinairement liée à un état arthritique. C'est ainsi que Trousseau écrit : « Dartres, goutte, rhumatisme, hémorrhoïdes, migraine, sont des affections que l'asthme peut remplacer et qui, réciproquement, peuvent remplacer l'asthme, ce sont des expressions différentes d'une même diathèse. » Bien que le mot ne soit pas prononcé, il s'agit évidemment de l'arthritisme.

Gueneau de Mussy dit, dans ses *Leçons cliniques* : « Soit que nous étudiions les caractères héréditaires de nos asthmatiques ou les phénomènes morbides qui se sont ajoutés à l'asthme, soit que nous cherchions quelles manifestations morbides, ayant le caractère de manifestations diathésiques, se sont montrées dans la race des asthmatiques, nous voyons prédominer partout le cachet de l'arthritisme, la très-grande majorité de nos malades en porte l'empreinte. »

C'est surtout dans ces cas où la maladie est de nature arthritique que le Mont-Dore fournit les plus beaux résultats, principalement lorsque l'asthme revêt la forme humide. Bertrand avait d'abord pensé que le traitement était impuissant contre l'asthme nerveux ; mais, comme le fait remarquer le docteur Chabory, l'opinion du grand maître ne tarda pas à se modifier aussitôt qu'il put soigner ses malades par les inhalations de vapeurs. Pour s'en convaincre, il suffit de lire son rapport de 1837 à l'Académie de médecine. Le Mont-Dore convient dans toutes les espèces d'asthme ; ce sera au médecin de faire un choix judicieux de la méthode thermale : dans la forme catarrhale, humide, la médication hyperthermale devra être prescrite de préférence ; dans l'asthme nerveux, il faudra interdire toutes les pratiques excitantes, le traitement devra être composé de telle sorte qu'il s'en suive une sédation générale. L'eau en boisson, les bains, les douches s'adressent à l'état constitutionnel, et opèrent une révulsion utile du côté de la peau, tandis que les inhalations ont une action directe et spéciale contre l'élément nerveux. Il est d'observation journalière au Mont-Dore de faire cesser rapidement de violentes crises d'asthme, en envoyant les malades respirer les vapeurs des salles d'aspiration.

Les eaux seront administrées avec de grandes précautions, lorsque chez un asthmatique seront constatées des lésions du cœur ou des gros vaisseaux.

La *phthisie pulmonaire* est rare chez les arthritiques ; aussi n'avons-nous pas vu un grand nombre de malades atteints de cette affection, et cependant il y a unanimité dans le monde médical à reconnaître que le Mont-Dore est la station qui doit être choisie entre toutes, dans le traitement de la phthisie arthritique.

« Lorsque, dit M. Jaccoud, la tuberculose apparaît chez un individu qui, par lui-même ou dans sa famille, présente des antécédents positifs de goutte ou de rhumatisme, lorsque surtout le développement des accidents pulmonaires a suivi de près la disparition des manifestations goutteuses ou rhumatismales habituelles, alors il est permis de songer à la phthisie arthritique, et, si les conditions climatériques paraissent d'ailleurs appropriées à l'état du malade, on ne peut mieux faire pour un traitement thermal que de choisir le Mont-Dore. »

Le docteur Allard, médecin-inspecteur de Royat, écrit :

« La cicatrisation des cavernes se rencontre surtout chez les arthritiques. J'ai eu l'occasion d'observer un malade guéri, au Mont-Dore, de cavernes constatées par les princes de la science médicale française, et qui jouit actuellement de la plus vigoureuse santé, tout en conservant les attributs généraux de l'arthritis. »

Le docteur Latil, dans son excellente thèse, trace les lignes suivantes :

« Si le malade conserve une tendance vers les poussées hypérémiques, si celles-ci se sont montrées à intervalles assez rapprochés, il faut recourir à des eaux dépourvues de toute qualité irritante ; le type de ces eaux se trouve au Mont-Dore, dont les sources garantissent la sédation, en même temps qu'elles permettent une modification favorable de l'état général. »

L'opinion soutenue par ces auteurs est corroborée par les observations concluantes qu'ont publiées les médecins de la station, Bertrand et ses disciples. Bien avant eux, Sidoine Apollinaire avait dit de ces eaux : « *Phthisiscentibus medicabiles* », et Brieude avait écrit : « Les phthisies pulmonaires ont fait, de tout temps, la célébrité des eaux du Mont-Dore. »

C'est en activant la nutrition générale, en faisant disparaître l'état fluxionnaire que le traitement ralentit la marche et suspend l'évolution de la phthisie. La cure minérale combat les phénomènes congestifs ; elle favorise la résorption des foyers de pneumonie chronique qui entourent les foyers tuberculeux ou les cavernes, elle modifie la vitalité du tissu pulmonaire et facilite la cicatrisation de l'ulcère, la transformation crétacée du produit morbide; c'est ainsi que nous expliquons les guérisons de phthisie obtenues au Mont-Dore; nous ne pensons pas que les eaux aient une influence directe sur le tubercule.

Un fait digne de remarque est qu'au Mont-Dore, des hémoptysies s'observent assez rarement, contrairement à ce qui se passe aux Eaux-Bonnes et à la Bourboule. Nous avons, dans un autre travail, attiré l'attention sur ce point, et nous avons montré que le traitement thermal avait une action essentiellement sédative et décongestionnante, tandis que les eaux sulfureuses produisaient une excitation générale et déterminaient des mouvements fluxionnaires du côté des organes internes. Ces propriétés de nos eaux sont d'autant plus précieuses dans le traitement de la phthisie arthritique que l'un des caractères principaux de cette affection est la fréquence des poussées congestives et des hémoptysies.

La *congestion pulmonaire* se montre parfois pendant le cours d'un rhumatisme articulaire; lorsque, la fièvre et les phénomènes aigus ayant disparu, les symptômes thoraciques auront de la tendance à s'éterniser et à passer à l'état chronique, une cure au Mont-Dore sera indiquée; il en est de même dans le cas de congestion pulmonaire chronique d'emblée, ayant une origine arthritique.

Nous croyons que les résultats obtenus au Mont-Dore ne le cèdent en rien à ceux que donnent les eaux de Saint-Honoré, préconisées par le docteur Collin, le médecin inspecteur de cette station.

La *pleurésie* est aujourd'hui considérée par un grand nombre de médecins comme une affection qui entretient avec le rhumatisme les relations les plus étroites. C'est l'opinion de notre éminent maître, le docteur Lasègue; M. Besnier est aussi de cet avis : « La pleurésie, dit-il, est une manifestation fréquente avant, pendant et après le rhumatisme des articulations, et personne ne conteste, en ces circonstances, ni sa réalité, ni sa fréquence. Mais, parmi les nombreuses pleurésies qui se développent en dehors du rhumatisme actuel ou antécédent, ou qui n'alternent pas immédiatement avec une autre localisation rhumatismale, n'en existe-t-il pas un bon nombre, parmi les plus simples, les plus éphémères, les plus rapides dans leur évolution, parmi celles qui s'accompagnent de râles sous-crépitants, fins et secs, si longtemps persistants, même après la guérison, qui sont, en réalité, des pleurésies rhumatismales, bien qu'il n'y ait aucune autre localisation actuelle ? On n'en saurait douter. » Nous nous rangeons absolument à cette manière de voir, et c'est ce qui nous fait dire que le Mont-Dore devra être conseillé chaque fois qu'il s'agira de combattre des accidents pleurétiques en dehors des périodes aiguës.

Le docteur Boudant a montré, dans un intéressant mémoire, que le traitement thermal favorisait la résorption des épanchements, faisait disparaître l'état phlegmasique de la membrane séreuse et modifiait d'une façon utile la structure et l'organisation des pseudo-membranes auxquelles sont dues les adhérences des feuillets pleuraux. Telle est notre opinion, basée sur bon nombre de faits que nous avons observés, dans lesquels le Mont-Dore a rendu les plus grands services.

Par l'emploi des différentes pratiques thermales et surtout des douches liquides, en jet ou en pluie, nous avons obtenu, dans le traitement d'anciennes pleurésies, assez souvent des guérisons complètes et presque toujours un amendement des phénomènes morbides.

Clermont-Ferrand, typographie Mont-Louis, rue Barbançon, 2.

OUVRAGES DU MÊME AUTEUR

Essai sur les eaux du Mont-Dore. A. Delahaye, Paris, 1875.

De l'inhalation. A. Delahaye, Paris, 1876.

De la pulvérisation. A. Delahaye, Paris, 1877.

Des Hémoptysiques. A. Delahaye, Paris, 1878.

Guide médical du Mont-Dore. Clermont-Ferrand, 1879.

De la toux et de son traitement. A. Delahaye, Paris, 1879.

Notice médicale sur la Bourboule. Clermont-Ferrand, 1879.

De la médication Mont-Dorienne et de ses contre-indications dans le traitement des affections respiratoires. A. Delahaye, Paris, 1880.

De la laryngite syphilitique secondaire. In Revue de laryngologie. Bordeaux, 1881.

Des lésions du larynx chez les tuberculeux. In Archives générales de médecine. Mai-Août 1881.

De l'angine sèche et de sa valeur séméiologique dans la glycosurie et l'albuminurie. In journal du docteur Moure, de Bordeaux, 1882.

Des rapports de l'asthme et des polypes muqueux du nez. In Archives générales de médecine. Avril-Mai 1882.

Clermont-Ferrand, typographie Mont-Louis, rue Barbançon.

www.ingramcontent.com/pod-product-compliance
Ingram Content Group UK Ltd.
Pitfield, Milton Keynes, MK11 3LW, UK
UKHW020535230726
13925UKWH00005B/2301